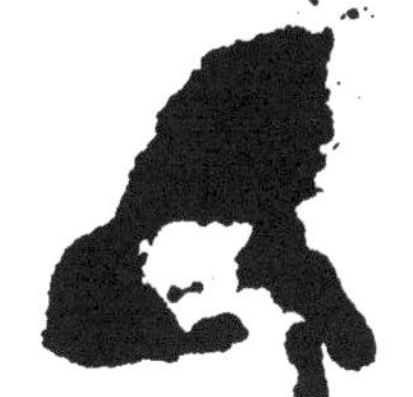

RÉFLEXIONS

SUR LES CAUSES

De la Mort subite & violente, &c.

RÉFLEXIONS

SUR le trifte Sort des Perfonnes, qui fous une apparence de mort, ont été enterrées vivantes; & fur les Moyens qu'on doit mettre en ufage pour prévenir une telle méprife;

O U

PRÉCIS D'UN MÉMOIRE

SUR les Caufes de la Mort fubite & violente: dans lequel on prouve que ceux qui en font les Victimes, peuvent être rappellés à la vie.

Par M. JANIN, Maître en Chirurgie, Oculifte de la Ville de Lyon, & du College Royal de Chirurgie de Paris, ancien Chirurgien Aide-Major des Armées du Roi, Membre de plufieurs Académies Royales, &c. &c.

Tous les hommes y ont un égal intérèt.
Le Chancelier Bacon.

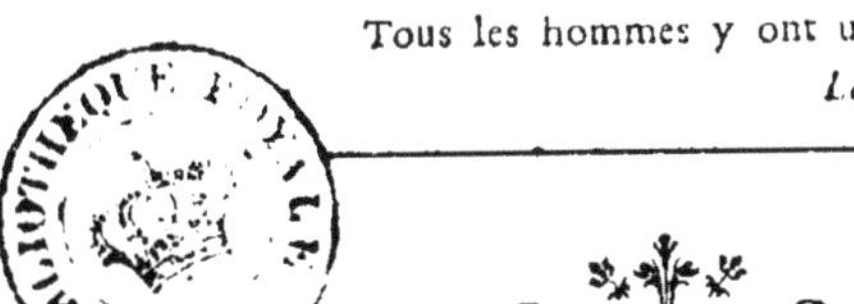

A LA HAYE; *& fe trouve*

A PARIS,

Chez P. Fr. Didot le j une, Libraire de la Faculté de Médecine de Paris.

M. DCC. LXXII.

A LA PATRIE.

Vous êtes en droit, MA CHERE PATRIE, d'exiger de chacun de nous le tribut de nos veilles & de nos travaux : l'hommage que j'ai l'honneur de vous faire de cet Essai, n'est donc pas une adulation, mais le produit de ce qui vous est dû. Daignez seulement y appercevoir mon zèle à vous servir.

Qu'il seroit flatteur pour moi si cet Opuscule pouvoit fixer votre attention. L'objet que j'y traite la mérite fans doute , puifqu'il s'agit de rappeller à la vie des malheu-reufes victimes que nos préjugés abandonnent aux horreurs de la mort.

Le voile qui couvre les vérités eft donc bien difficile à déchirer ? puifqu'il a fallu les efforts de tant de fiecles pour connoître la caufe de la mort des Noyés , & les moyens qui conviennent pour les rappeller à la vie. Nous fommes les Témoins de cette efpece de réfurrection ; mais, par une fatalité déplorable , nous n'avons pas porté plus loin nos vues d'humanité. Il étoit cependant naturel de croire que cette décou-verte nous eût conduit promptement à celle de ranimer les Perfonnes dont l'état eft analogue à celui des Noyés. Notre peu de réflexion a été tel qu'on n'y a pas penfé jufqu'à ce moment. On a indiqué feulement, pour s'affurer de l'état de mort, de faire des incifions aux parties inférieures, mais le fluide fenfitif eft alors trop engourdi pour en reffentir les atteintes : de cette infenfibilité, on a conclu qu'un homme en cet état étoit fans reffource, & qu'il falloit le defcendre dans le tombeau. On n'auroit certainement pas tiré une telle conféquence, fi on eût fait attention à bien des exemples que nous avons de plufieurs Paralytiques qui fe font

brûlés sans s'en appercevoir, que
par l'odeur qui frappoit leur odo-
rat ; ce qui prouve que les incisions
sont insuffisantes pour rappeller un
homme à la vie : c'est à des moyens
biens différens qu'il faut avoir recours pour ranimer un corps privé
de sentiment & de ses fonctions
vitales. On s'est récrié, avec juste
raison, sur la promptitude avec
laquelle on enterre bien des Gens ;
on a même porté ses vues, jusqu'à
décrire les signes qui indiquent la
mort d'une Personne ; & malgré ce
qu'en ont dit bien des Auteurs, j'ai
vu enterrer des Gens peu d'heures
après leur mort ; & combien n'y
en a-t-il pas eu, qui vingt-quatre

heures après avoir ceſſé de reſpirer, avoient conſervé encore une bonne partie de leur chaleur naturelle, qu'on n'a pas moins deſcendus dans le tombeau ; tandis qu'on pouvoit les ſecourir & les ranimer.

Pauvres Humains, que vos préjugés vous ſont funeſtes ! Revenez de vos erreurs, réfléchiſſez plus ſérieuſement ſur vos propres intéréts. Hé ! quel intérét avons-nous de plus cher que celui de veiller à la conſervation de notre vie, à celle des Auteurs de nos jours, à celle de nos Enfans, & d'une tendre Epouſe ; enfin, celle de nos Amis & de nos Concitoyens ne nous eſt-elle pas précieuſe ? Les moyens indiqués dans cet Opuſcule ont déja produit de ſalutaires effets, il ne dépend que de vous d'en tirer avantage.

Je ſuis pour la vie, avec autant d'ardeur que de reſpect,

MA CHERE PATRIE,

Votre très-dévoué ſerviteur,
JANIN.

A Lyon, le 1ᵉʳ Sept. 1772.

AVANT-PROPOS.

Depuis bien des années j'étois intimement perſuadé qu'on enterroit bien des Gens, qui ſous une apparence de mort, n'étoient que plongés dans un ſommeil létargique, ou pour mieux dire dans un engourdiſſement de toutes leurs facultés vitales.

Livré au traitement des maladies des yeux depuis vingt-un ans ; m'occupant de cette partie effentielle avec toute l'attention dont je fuis capable : raffemblant des Obfervations & des Expériences pour m'éclairer dans mes recherches : enfin, compofant l'Ouvrage que je viens d'offrir au Public (*a*), j'avois été par-

---

(*a*) Ce Livre a pour titre : Mémoires & Obfervations Anatomiques, Phyfiologiques, & Phyfiques fur l'Œil, & fur les Maladies qui affectent cet organe ; avec un Précis des Opérations & des Remedes qu'il faut pratiquer pour les guérir. *in-8.* de 520 pages. A Paris, 1772, chez P. F. Didot le jeune, Quai des Auguftins, à Saint - Auguftin ; à Lyon, chez les Freres Périffe, rue Merciere.

conféquent diftrait du premier objet, quoique très-important. D'ailleurs, pour vérifier mes doutes, il eût fallu être à portée de tenter plufieurs Expériences que j'avois médité, fur-tout celle d'électrifer un Homme frappé de mort fubite, ou étouffé. L'électricité me paroiffoit d'autant mieux convenir en pareil cas, que nous avons aujourd'hui des preuves non équivoques de l'exiftence de ce fluide chez tout ce qui refpire : que c'eft ce fluide qui vivifie tout être animé ; que fans fon ac-

tion tout tombe dans l'anéantiſſement ; que c'eſt par lui ,
conjointement avec l'air , que
les parties irritables des corps
organiſés acquiérent leur
mouvement oſcillatoire ; les
muſcles leur action ; les humeurs leur fluidité. En un mot,
qu'il y a lieu de préſumer que
le fluide électrique eſt l'agent,
ou, pour mieux dire , l'ame
matérielle de l'Univers ; enfin
ce fluide eſt ſubordonné à l'a-
me intelligente du corps humain quant à la portion qui
entre dans la compoſition de
notre individu.

L'Electricité , dis-je , me paroiſſoit convenir pour rappeller à la vie les Perſonnes qui en étoient ſuſceptibles ; parce que les Expériences Electriques ont produit des heureux effets chez bien des Gens attaqués de paralyſie complette ; il n'y a pas de doute qu'un membre ainſi paralyſé eſt dans une eſpece d'anéantiſſement ; nulle ſenſibilité , point d'action , ſans force , & d'une maigreur extrême : cette idée avoit acquis encore plus de conſiſtence depuis la découverte que j'avois faite d'un nouveau moyen d'électrifer l'œil lorsqu'il eſt affecté de goutte fereine , maladie qui cauſe preſque toujours une cécité parfaite , & qu'on avoit réputée mal - à - propos incurable (1).

Mais la lecture des Ou-

(a) Par mon moyen d'électrifer l'œil, j'ai eu la fatisfaction de rétablir la vue à dix-fept Perfonnes qui en étoient entiérement privées par une goutte fereine aux deux yeux. Voyez à ce fujet ce que j'en ai dit dans mes Mémoires & Obfervations , pag. 46 & 47 , & fur les fignes qui caractérifent cette maladie , à la page 425 & fuivantes.

vrages

vrages & des Obfervations qu'ont publiées fur les Noyés, & la caufe de leur mort, les célèbres *MM. de Réaumur, Pechlini, Ifnard, Dumoulin, de Villiers, de Haller, Louis, Charifius, Champeaux, Faifolle, Smith, la Société Bienfaifante d'Amfterdam & autres*, me confirmerent fur la folidité de mes conjectures. Il n'étoit plus queftion que de les foumettre à l'Expérience & à l'Obfervation. Le hafard me favorifa, les fuccès de mes tentatives répondirent à mon attente, & je m'emprefſai à raſſembler dans un Mémoire tout ce qui avoit rapport à un ſujet auſſi intéreſſant. J'étois prêt à le faire paroître. Mais après une mûre réflexion, j'ai penſé qu'il convenoit d'attendre, pour le publier, que j'euſſe raſſemblé un plus grand nombre de faits, afin d'étayer de plus en plus mon opinion, & rendre par-là mon travail encore plus utile.

Néanmoins pour ne pas priver plus long-temps le Public du fruit des méditations que j'avois faites à ce fujet, je me fuis déterminé à donner pour le moment le précis de mon Mémoire. Précis qui ne doit être confidéré que comme l'échaffaudage de l'Ouvrage dont il eft l'extrait.

Je foumets toutes mes idées, & les moyens que je propofe aux lumieres des Savans, & notamment à celles des Gens de l'Art; bien-loin d'avoir la vaine préfomption de vouloir les inftruire, je les fupplie au contraire de m'aider de leurs confeils, & de raffembler fur l'objet que j'ai l'honneur de leur préſenter toutes les Obſervations & les Expériences qui peuvent y avoir trait ; s'ils daignent me les communiquer, je les recevrai avec la plus vive reconnoiſſance : en en faiſant uſage dans mon Mémoire, je placerai leurs noms dans un Ecrit qui n'a été compoſé que dans l'eſpérance de pouvoir être utile à la Patrie. Si mes vœux ſont accomplis, ce ſera la plus flatteuſe des récompenſes que je puiſſe deſirer.

RÉFLEXIONS

PATRIOTIQUES,

OU

PRÉCIS D'UN MÉMOIRE

SUR la Caufe de la Mort fubite &
violente , dans lequel on indique les
Moyens qu'il faut employer pour fecou-
rir les Perfonnes qui en font les victimes ,
quand même elles ne donneroient aucun
figne de vie.

Notre exiftence eft un bienfait de l'Etre-fuprême : chaque
individu défire d'en prolonger le
cours, mais très-peu d'hommes
ont évité les écueils qui nous en-

vironnent ; cependant tous ces écueils conspirent à notre destruction, & nous vivons néanmoins avec une si grande sécurité, qu'on seroit porté à croire que nous méprisons le bonheur d'exister. Etonnante contradiction ! qui prouve la légéreté de l'homme & son peu de réflexion.

D'où peut provenir cette espece d'indifférence ? sinon de ce que chacun de nous se croit un être privilégié, qui est à l'abri des malheurs qui désolent l'humanité. Hélas ! c'est cette vaine espérance qui nous fait vivre dans la sécurité la plus parfaite, tandis qu'à chaque instant nous pouvons être précipités dans le cercueil, & ce qui est pis encore, être les témoins de l'horreur du tombeau avant le fatal moment que la Parque tranchera le fil de notre vie.

S'il étoit besoin pour établir cette vérité de rappeller ici de pareils malheurs, que la tradition, ou des Auteurs, ont consignés dans leurs écrits, nous ferions frémir les ames sensibles, sur-tout, si nous tracions le cruel réveil de ces pauvres léthargiques après avoir été descendus dans le caveau. A quel désespoir leur ame ne doit-elle pas avoir été livrée ! Abandonnés du reste des humains ; sans secours, sans espoir ; quel état plus déplorable que celui-là ? Victimes de notre précipitation, vous êtes environnés des débris de la mort ; c'est en vain que vous portez çà & là vos pas chancelans & vos débiles mains pour chercher l'issue de ces sombres lieux. C'est inutilement que vous poussez des cris lamentables, ils ne peuvent pas venir jusqu'à nous ; pressez par la faim, ne pouvant la satisfaire, vous portez la fureur qu'elle vous inspire sur vos poignets & sur vos bras ; & malgré tous les efforts que vous faites pour soutenir votre misérable vie, elle vous abandonne, elle fuit & vous devenez la victime de la mort. Fût-il jamais une fin plus triste & plus fatale. Mais à quoi servent nos regrets ! tirons le rideau sur un spectacle plein d'horreur, & hâtons-nous de présenter les moyens qu'il faut mettre en usage pour prévenir une mort aussi tragique que déplorable. La religion & l'humanité ne peuvent qu'ap-

plaudir à nos vues patrioti-
ques.

Tout favorise l'exécution de ce
projet ; les nouvelles découvertes
physiques, physiologiques & pra-
tiques, répandent la plus grande
clarté sur l'économie animale. Si
nos prédécesseurs eussent connu
le fluide électrique & ses effets,
s'ils n'eussent pas ignoré la cause
qui fait périr un homme par la
submersion, &c. ils auroient pu
alors avoir l'idée des moyens qu'il
falloit employer pour rappeller à
la vie bien des Citoyens qui ont
été les victimes du préjugé de leur
siécle. Jusques à quand les préjugés nous seront-ils funestes, &
retarderont-ils les progrès des
Arts utiles?

On s'est occupé dans tous les

temps du foin de faire refpirer de nouveau les perfonnes qui avoient expiré fous l'eau. Mais la plûpart des moyens qu'on a mis en ufage étoient plutôt nuifibles qu'avantageux ; il étoit réfervé à notre fiécle de faire un jufte choix des moyens propofés, & d'établir un traitement méthodique.

Le Gouvernement qui veille à notre confervation, a porté fon attention fur cet objet intéreffant, & les inftructions qu'il a fait publier relativement à ce fujet, ont été exécutées & fuivies d'un plein fuccès (*a*).

_____

(*a*) MM. les Prévôt des Marchands & Echevins de la Ville de Paris ont promis des récompenfes à ceux qui donnent des fecours aux Noyés; il feroit à fouhaiter que toutes les Villes fuiviffent cet exemple.

Mais ce traitement efficace se borneroit-il à sauver seulement les noyés? Ne peut-il pas convenir aussi & être employé avec un égal succès, pour rappeller à la vie les personnes étouffées, soit dans leur lit, ou dans une foule? De même que celles qui l'ont été par la vapeur du charbon, du soufre, ou du vin, lorsqu'il fermente dans les cuves; celles qui perdent la respiration & la vie par les exhalaisons putrides des caveaux, des fosses, des mines, des puits, & par la foudre. Enfin ce moyen efficace ne pourroit-il pas être salutaire à un grand nombre de ceux qui sont frappés de mort subite; & dans bien d'autres cas? Il y a lieu de le croire, sur-tout si l'on fait attention à la cause qui les fait périr ; ne peut-on pas avancer qu'elle est presque semblable à celle des noyés ? Afin de s'en former une juste idée, il est nécessaire d'entrer à ce sujet dans quelques détails.

Les expériences faites par le moyen de la machine pneumatique, prouvent d'une maniere incontestable que tout être vivant périt dès qu'il cesse de respirer. On a reconnu aussi qu'un homme sous l'eau, étoit à peu de chose près, comme dans une machine pneumatique vuide d'air. Ce n'est donc pas comme on l'a cru pendant bien des siécles, & comme le croit encore le vulgaire, qu'un noyé perd la vie par le trop grand volume d'eau qui entre dans son corps, puisqu'au contraire il ne

périt que faute de pouvoir respirer dans un air libre ; mais, dira-
t-on, plusieurs expériences prouvent que l'eau prend la place de
l'air qui sort du poumon lorsque
l'homme veut respirer sous l'eau,
& rien ne prouve mieux cette in-
tromission que l'écume visqueuse
qu'on trouve dans ses bronches
& dans sa trachée-artere ? On ré-
pond que l'humeur écumeuse &
visqueuse contenue dans les bronches, & dans la trachée-artere,
n'est que cause accidentelle, mais
non pas cause déterminante de la
mort : car si cette humeur étoit
la principale cause de la mort des
noyés, alors il seroit impossible
de les rappeller à la vie, parce que
la présence de cette écume gluti-
neuse y mettroit un obstacle in-

vincible. Si malgré cette humeur dans les voies de la refpiration on a pu ranimer un noyé ; donc, ce n'eft pas la caufe déterminante de fa mort, mais bien de n'avoir pu refpirer dans un air libre.

C'eft peut-être d'après cette vérité qu'on a cherché les moyens convenables pour faire revenir les noyés de leur anéantiffement. Les épreuves réitérées qu'on a faites avec fuccès, font telles ; qu'on doit les plus grands éloges aux hommes célebres qui nous ont appris à fecourir des Citoyens qu'on fe hâtoit autrefois d'enterrer. Un bienfait de cette nature mérite bien le témoignage de toute notre reconnoiffance, & que les noms de leurs Auteurs foient infcrits dans le temple de mémoire ;

mais ce bienfait eſt encore bien plus grand , puiſqu'il peut être efficace dans bien d'autres cas qu'on n'avoit pas prévu ſuſcepti-bles de ſecours.

La chaîne des découvertes eſt telle qu'un chaînon conduit à un autre chaînon ; mais nous ne pou-vons y être dirigés que par l'a-nalogie , & par la lumiere que répandent l'Obſervation & l'Ex-périence.

Le noyé , diſons-nous , meurt faute de pouvoir reſpirer. Mais l'homme étouffé par quelle cauſe que ce ſoit , n'eſt-il pas dans le même cas que le noyé. Je dis plus , la cauſe de beaucoup de morts ſu-bites ne proviennent-elles pas de la gêne où ſe trouvent les orga-nes de la reſpiration , au point de suspendre leurs fonctions? Que résulte-t-il de-là? c'est que l'homme ainsi affecté perd la vie, faute de pouvoir renouveller l'air contenu dans ses poumons. De ce nombre sont ceux qui ont une goutte remontée ; ceux dont les convulsions s'étendent jusques sur les organes de la respiration ; ceux qui sont saisis par une forte frayeur, enfin ceux qui en rêvant pendant le sommeil se trouvent dans une position fâcheuse. Nous pouvons encore y joindre l'état de ceux qui sont frappés d'appoplexie soit sanguine ou séreuse , d'indigestion , de palpitations violentes , d'un froid excessif, &c.

Voilà donc différents genres de morts provenans en quelque sorte du même principe, c'est-

à-dire,

à-dire, faute de pouvoir respirer. Genres de morts qui nous enlèvent annuellement une foule de Citoyens : bien loin de les secourir, on se hâte de les clouer dans un cercueil & de les enterrer. Cependant combien de ces victimes de la précipitation , ne respireroient-elles pas encore si on les eût secourues promptement, & qu'on eût mis en usage les moyens convenables à leur état, & à la cause primigene de leur accident ?

Trouvera-t-on impossible de rappeller à la vie ceux qui auront le malheur de tomber dans ce triste état; mais le noyé qu'on retire de l'eau n'est-il pas sans respiration , sans pulsation , sans chaleur; en quoi differe-t-il des premiers ? leur anéantissement est le même ; s'il est possible de faire respirer de nouveau un noyé, la même possibilité se trouve chez l'homme étouffé, & dans celui qui est frappé de mort subite. Ceux-ci ont même un avantage sur le noyé, les voies bronchiques de celui-ci sont occupées d'une humeur écumeuse & visqueuse qui ne se trouve pas dans les autres ; par conséquent il y a lieu de présumer que les organes de leur respiration reprendront bien plus facilement leurs fonctions que chez le noyé. Le sang de celui-ci est coagulé par la fraîcheur de l'eau, tandis que ce fluide n'est pas dans le même état chez les personnes étouffées ou mortes subitement, sur-tout si on leur donne du secours avant que la chaleur naturelle soit éteinte. Avantage que n'a pas le noyé , puisque l'eau le refroidit très-promptement ; la stupeur des uns & des autres peut être telle qu'il n'existe plus de sensibilité ; mais le principe vital n'est pas détruit pour cela, il est simplement engourdi ; par conséquent susceptible d'être ranimé : tout milite en faveur de ma théorie. Je la soumets néanmoins à l'Expérience & à l'Observation.

J'avoue, par exemple, que l'état d'un apoplectique frappé de mort subite, est dans une position plus fâcheuse que celle du noyé ; mais je trouve beaucoup d'analogie entre l'état du premier & celui d'un pendu, qui n'a pas les vertèbres disloquées ; l'un & l'autre ont également les vaisseaux du cerveau très-engorgés : cependant on a des exemples que des pendus ont été rappellés à la vie, pourquoi les apoplectiques n'auroient-ils pas le même avantage ?

Ceux qu'une goutte remontée a suffoqués, sont selon moi dans une position plus triste encore que tous les autres ; car la cause de leur mort est toujours existante, à moins que l'état d'atonie de toutes les parties du corps n'ait dispersé l'humeur goutteuse. Mais ne seroit-il pas possible de rappeller promptement la goutte aux pieds par le moyen du cautere actuel ? & administrer ensuite les secours que nous indiquerons ci-après. Si l'homme est mort on ne risque rien de tenter une application de cette nature ; si au contraire on le rappelle à la vie , il en sera quitte pour une brûlure , à laquelle il devra en partie sa nouvelle existence.

Quant aux personnes étouffées par la présence d'un corps étranger dans l'œsophage , ou dans la trachée artere , on conçoit que le premier moyen à employer , c'est d'en débarrasser ces parties , & pratiquer ensuite les secours convenables pour rétablir la respiration.

Ceux que des exhalaisons putrides ont suffoqué , ont besoin d'être débarrassés de l'odeur infecte qui les a pénétrés. Deux moyens se présentent pour y parvenir : le premier , c'est après les

avoir deshabillés, de les étendre
fur le carreau pour les laver avec
de l'eau chaude , ou bien avec du
fort vinaigre qu'on aura foin de
faire chauffer. Le fecond , de leur
préfenter au nez des linges im-
bibés d'efprit de vinaigre , & de
leur en paffer même avec la bar-
be d'une plume jufques dans les
narines ; pratiquer enfuite ce qu'il
convient de faire pour les rappeller à la vie. Pendant ce temps-
là , faire bouillir dans la chambre
du vinaigre , avec l'attention de
tenir les portes & les fenêtres
fermées.

Mais quelle forte de fecours
donnera - t - on enfuite à tous ces
infortunés ? Les mêmes qu'on a
employés pour rappeller à la vie
les noyés. Mais avant que de dé-

crire ces moyens, il eſt eſſentiel de ſe rappeller qu'un homme noyé, étouffé, ou qui périt de mort ſubite, perd d'abord la reſ-piration, la circulation ceſſe, & le fluide électrique tombe peu-à-peu dans un état d'inertie ; c'eſt-à-dire que la chaleur naturelle s'éteint inſenſiblement, au point qu'un froid glacial y ſuccede (1); enfin, que le relâchement de tou-tes les parties muſculeuſes du corps ſuit la diminution de la chaleur ; par conſéquent plus d'ir-

______

(*a*) On doit conſidérer le fluide électrique qui réſide dans notre corps comme une bougie allumée qui eſt placée dans une machine pneu-matique , dès qu'on en pompe l'air , la bougie s'éteint : de même dès que l'organe de la reſpira-tion ceſſe ſes fonctions , le fluide électrique n'ayant plus d'aliment tombe dans l'inertie.

ritabilité dans ces parties, dès que le corps est froid ; elles ne peuvent en avoir que d'autant qu'il existe encore une chaleur interne ; si elle est éteinte en vain s'efforcera-t-on à souffler dans la bouche du malheureux qu'on veut secourir (1). Il est des moyens

---

(a) Les savantes recherches du célebre M. le Baron de Haller sur les parties irritables du corps humain, nous prouvent d'une maniere évidente que toutes les parties musculeuses entrent en contraction dès qu'on les picote avec la pointe d'une épingle ; mais pour que l'expérience réussisse, il faut que le corps soit encore chaud. Le cœur, sur-tout, est celui de tous les muscles dont l'action est plus frappante ; dès qu'il est irrité par un instrument pointu, alors le mouvement de Systole & de Dyastole s'exécute presque aussi promptement, & aussi bien que lorsque l'animal étoit en vie. Mais ce qu'il y a de plus singulier, c'est que l'expérience réussit aussi-bien lorsque le cœur est séparé

qui doivent précéder celui-ci, si
on veut le faire réussir. Quelle
est donc la marche qu'il faut sui-
vre en pareil cas ? Il faut prendre l'inverse de ce qui a causé la
mort de l'homme qu'on veut rappeller à la vie ; ce seroit en vain
qu'on lui donneroit du secours ,
si on ne s'occupe pas à retablir
le mouvement de son fluide électrique ; on y parviendra en frot-
tant à la fois , constamment &
long-temps , les parties du corps
avec des linges chauds , après
avoir mis l'infortuné dans un lit
chaud & bien couvert, avec l'attention de le placer toujours sur

---

du corps que lorsqu'il y est joint ; phénomène
qui n'a plus lieu dès que la chaleur naturelle
est éteinte , ce qui prouve que le fluide électrique
est l'agent de ce mouvement musculaire.

le côté , & le tourner de temps
en temps sur le côté oppofé. Mettre à fes pieds une pierre chaude
envelopée d'un linge fec , lui fouffler fans ceffe dans le nez de la
fumée de tabac , en introduire
auffi par le fondement, dans les
inteftins. Si la chaleur tarde trop
à fe manifefter , enterrez tout le
corps dans des cendres qu'on aura foin de faire chauffer dans des
chaudieres ; rempliffez-en un bas
que vous placerez au cou , & un
bonnet que vous lui mettrez fur
la tête ; mais ne ceffez pas un inftant l'intromiffion de la fumée
du tabac dans le nez & dans les
inteftins. L'air introduit auffi par
cette derniere voie , ne peut qu'ê-
tre avantageux , enfin préfentez-
lui au nez de temps en temps la

vapeur d'eau de Luce , ou d'efprit
volatil de fel ammoniac. Que vont
produire ces différentes manœu-
vres ? Le corps va fe réchauffer
par le mouvement communiqué
au fluide électrique , celui-ci en
irritant par fon action toutes les
parties mufculeufes, membraneu-
fes , &c. va redonner à toutes les
fibres un premier dégré d'ofcillation , ce mouvement fiftaltique
augmentera en raifon de la chaleur du corps , cette ofcillation
en foulant & refoulant tous les
fluides, rétablira peu-à-peu leur
fluidité naturelle , & les forcera
enfin à couler dans les vaiffeaux
qui les contiennent. D'un autre
côté la fumée de tabac en irritant
les inteftins rétablira leur mouvement périftaltique.

On comprend d'après cet exposé, que le jeu de cette machine
hydrolique ne peut se rétablir,
que d'autant qu'on remettra le
premier agent matériel en mouvement. Le fluide électrique n'aura pas plutôt agi sur les solides,
& ceux-ci sur les fluides, qu'ils
réagiront à leur tour les uns vers
les autres, cette action récipro-
que rétablira l'équilibre entre les
solides & les fluides, alors les
pulsations commenceront à se faire sentir ; mais pour en augmenter l'activité, réitérez l'introduc-
tion de l'air dans les poumons.
Moyen que vous devez avoir employé dès que la chaleur naturelle a commencé à se manifes-
ter.

Le jeu de l'organe de la respi-

ration se rétablira si une personne met sa bouche contre celle de
l'objet de vos soins. Il faut d'une
main lui serrer le nez, & souffler
peu-à-peu en augmentant toujours, afin de distendre les poumons.

La respiration rétablie, & les
sens revenus, faites-lui avaler
quelques cuillerées d'eau-de-vie;
ce cordial ranimera ses forces;
ayez égard à l'état du pouls; sai-
gnez-le si la nécessité y oblige,
ayez recours aux lavements de tabac, sur tout pour l'apoplectique;
mais en tout ceci suivez les con-
seils d'un Médecin, on ne sçau-
roit l'appeller assez tôt, c'est à
lui à saisir les indications, & à
employer les moyens secondaires
à ceux que vous avez déja prati-

qués. Il vous suffit d'avoir donné
une nouvelle exiſtence à un être
qui auroit péri ſans votre activité
à le ſecourir, laiſſez agir l'homme
de l'art dont les reſſources vous
ſont inconnues, un *qui proquo*
pourroit nuire & repouſſer vers
les ſombres bords l'objet de votre compaſſion.

Nous avons dit que les frictions
& les cendres chaudes ſont capa-
bles de rétablir le mouvement du
fluide électrique dans des corps
inanimés ; ces deux manieres d'é-
lectriſer ont leur avantage, puiſ-
que des ſuccès en conſtatent l'efficacité ; mais ſi on y ſubſtituoit,
ou bien qu'on y joignît le jeu de
la machine électrique, ne rappel-
leroit-on pas plus promptement à
la vie un homme privé de toutes

ses facultés vitales ? L'expérience peut seule decider la question.

Je ne considere ici le jeu de la machine électrique , que comme un moyen plus actif, mais toujours relatif à l'action des frictions & des cendres chaudes. L'analogie est la boussole qui doit nous diriger ; mais il est absolument nécessaire d'avoir recours à l'Observation & à l'Expérience , comme les seules cartes qui doivent nous confirmer ou nous redresser sur les erreurs du lieu que nous desirons d'atteindre.

On ne sera pas étonné que j'indique les cendres chaudes comme un moyen électrique , si on fait attention , que l'électricité d'un corps n'est produite que par l'impulsion ou le frottement d'un autre corps contre le premier. Or les parties ignées contenues dans des cendres chaudes, doivent de nécessité frapper sans interruption sur toutes les parties du corps soumises à leur action, & c'est peut-être là une des causes qui rend l'effet des cendres chaudes plus prompt que les frictions, parce que celles-ci ne peuvent avoir un dégré d'activité aussi continu & aussi général que les cendres dans lesquelles le corps est enterré.

M. Dumoulin, Médecin de Cluny, est le premier, à ce que je crois, qui ait fait usage de ce moyen ; il est vrai, d'après son aveu, qu'il ne l'avoit appris qu'en voyant faire des expériences semblables sur des mouches qu'on avoit noyées dans cette intention ;

ces

ces infectes étoient rappellés bientôt à la vie par le moyen du sel
pilé, ou des cendres dans lesquelles on les avoit enterrées. Il com-
prit dès lors qu'il pouvoit tirer
le même avantage de ce secours
en faveur des personnes noyées.
Il a vérifié la solidité de ses conjectures sur le sujet de l'observation que nous rapporterons ci-
après ; mais avant que de la mettre sous les yeux du lecteur, j'ai
cru qu'il convenoit de la faire
précéder par une de celles qu'a
publiées sur les noyés, la Société
d'Amsterdam.

*Obfervation fur un Noyé rappellé
à la vie.*

« A Fleffingue (1), le 14 Oc-
» tobre 1768 , à une heure & de-
» mie après midi, Jean Hafel,
» Allemand de naiffance , âgé de
» vingt-trois ans, qui avoit fervi
» comme foldat fur la Frégate de
» guerre *le jeune Prince d'Orange,*
» étant fortement pris de vin ,
» tomba du Pont de la Bourfe
» dans l'eau , où il demeura une
» demi-heure. Quand il en eut
» été retiré, il avoit les yeux fer-
» més , la bouche ouverte, le vi-
» fage livide ; il étoit abfolu-
» ment froid, fans mouvement,

____

(*a*) Hiftoire , & Mémoires de la Société
d'Amfterdam , 1768.

» fans fentiment , fans refpira-
» tion , fans pouls ni battement
» de cœur. On le porta dans une
» auberge, mais l'hôteffe refufa
» de l'y laiffer, étant imbue du
» préjugé fi commun, que cela
» lui étoit interdit : on fut donc
» obligé de le coucher au bas du
» perron de la maifon voifine
» jufqu'à ce qu'un des affiftants
» eût certifié à l'hôteffe qu'il lui
» étoit permis de le recevoir, &
» fe fût même rendu caution pour
» les torts qu'elle craignoit, au-
» quel cas elle confentit à le laif-
» fer entrer chez elle. Il s'étoit
» paffé encore une demi – heure
» depuis qu'il avoit été tiré de
» l'eau, & il n'avoit donné aucun
» figne de vie. On alluma du feu,
» auprès duquel on le mit ; on le

D ij

» deshabilla, & on lui frotta for-
» tement tous les membres avec
» des linges chauds trempés dans
» de l'eau-de-vie ; au bout de trois
» quarts d'heure il sortit quelque
» écume de sa bouche ; on conti-
» nua de même jusqu'à quatre
» heures, alors on lui tira neuf
» onces de sang de la jugulaire,
» & quelques minutes après il
» vomit un peu d'eau. On lui mit
» sous le nez de l'esprit de sel am-
» moniac, puis on mit en œuvre
» le fumigateur qu'on n'avoit pu
» se procurer plutôt ; une quan-
» tité de fumée de tabac, ayant
» été soufflée dans son corps, il
» se fit un grouillement dans le
» bas-ventre, & il rendit encore
» un peu d'eau ; ses yeux s'ouvri-
» rent enfin, & il recouvra le sen-

» timent ; on lui fit avaler un de-
» mi-verre d'eau-de-vie, dans la-
» quelle on avoit mis quelques
» gouttes d'esprit de sel ammo-
» niac, qu'on lui fit encore sen-
» tir, & on reprit les frictions.
» La circulation du sang s'étant
» fortifiée, on lui fit au bras une
» saignée révulsive ; sur quoi il
» commenca à parler, & deman-
» da qu'on le laissât un peu dor-
» mir ; on l'étendit à cette fin sur
» des bottes de paille jusqu'à ce
» qu'on eût obtenu la permission
» de le transporter à l'hôpital où
» il coucha cette nuit. Il partit
» le lendemain · pour Middel-
» bourg, à-peu-près rétabli, si-
» non qu'il sembloit avoir un peu
» de fievre, & qu'il sentoit quel-
» ques douleurs dans les mem-

» bres, ce qui n'étoit pas furpre-
» nant, vu les fatigues qu'il avoit
» effuyé, & les frictions qu'on
» lui avoit faites ».

Extrait d'une Obfervation de Borel
fur un Noyé rappellé à la vie.

Ce n'eft pas le feul noyé qu'on
a ainfi rappellé à la vie, car la
fociété d'Amfterdam, & autres
Auteurs ont publié un bon nombre d'obfervations très-intéreffan-
tes fur ce fujet. Ce traitement
étoit déja connu, mais négligé
dans le dernier fiecle ; & cela
malgré l'attention qu'avoit eu
Borel, d'inférer dans un de fes
ouvrages publiés en 1676, l'hiftoire d'un noyé qui ne fut retiré
de l'eau que long-temps après y

être tombé ; on le fit refpirer de nouveau en le plaçant dans un lit bien chaud , & en faifant ufage d'un cataplafme de pain rôti, hu-mecté avec de l'eau-de-vie qu'on lui appliqua chaud fur la région du cœur ; on renouvella fouvent ce topique, & on lui fit des fric-tions fur toutes les parties de fon corps jufqu'à rougeur.

Autre Obfervation d'un Noyé qu'on a fait refpirer de nouveau.

« (a) Une fille de dix-huit ans
» tomba d'une terraffe dans la
» riviere ; elle fut entraînée fous

____

(a) M. Dumoulin , Médecin de Cluny , pu-blia cette Obfervation dans les Annonces & Affiches , Mai 1757. MM. Ifnard & de Villiers l'ont inférée dans leurs Ouvrages.

D iv

» une cascade, & de là sous des
» maisons, à la distance d'envi-
» ron cent cinquante pas, jusqu'à
» une Tannerie, où elle fut ar-
» rêtée par ses jupes, à un pieu
» planté sur la rive. On ignore
» le temps précis de sa chûte, &
» conséquemment celui pendant
» lequel elle peut avoir été ac-
» crochée au pieu ; mais ce temps
» doit être assez long, puisque sa
» mere & la maîtresse, dont elle
» étoit domestique, la cherchoient
» depuis plus de deux heures ,
» quand le Tanneur la trouva sur
» le bord de la riviere. Après
» qu'on l'eut retirée de l'eau, je
» passai par hasard, dit M. Du-
» moulin , près de la maison où
» elle étoit ; &, y étant entré avec
» la foule des curieux, je la trou-

» vai étendue devant le feu. Je
» repréfentai le danger de la laif-
» fer expofée à cette chaleur ; elle
» étoit fans mouvement, glacée,
» infenfible , les yeux fermés , la
» bouche béante , le teint livide,
» le vifage bouffi , tout le corps
» enflé , chargé d'eau & fans
» pouls.

» Je demandai des cendres qui
» n'euffent point fervi à la leffive :
» il avoit plu tout le matin , &
» l'air étoit encore humide. Je fis
» mettre ces cendres dans des
» chaudieres fur le feu, pour leur
» donner une chaleur convena-
» ble ; j'en fis étendre fur un lit,
» de l'épaiffeur de quatre doigts :
» on y coucha la noyée toute nue,
» & on la couvrit d'une pareille
» quantité de cendres ; on lui

» couvrit le cou d'un bas & la
» tête d'un bonnet garnis des mê-
» mes cendres, & on étendit sur
» elle le drap & la couverture.
» Une demi-heure s'étoit à pei-
» ne écoulée, que le pouls de la
» noyée se rendit sensible : sa
» voix revint, d'abord inarticu-
» lée ; mais, après quelques bé-
» gayemens, elle prononça ces
» mots : *Je gèle, je gèle.* Je lui
» fis prendre une cuillerée d'eau
» clairette, & je la laissai ense-
» velie dans les cendres pendant
» près de huit heures. Après ce
» temps elle en sortit rétablie en-
» tiérement , il ne lui restoit
» qu'une lassitude, qui se dissipa
» le troisieme jour ; toutes les
» eaux s'écoulerent par la voie
» des urines, l'évacuation en fut

» si abondante qu'elles percerent
» le lit & inonderent la cham-
» bre. Cette fille a été mariée de-
» puis son accident, & elle est
» mere de trois enfants. L'ætio-
» logie de ce phénomène, conti-
» nue M. Dumoulin, ne doit
» point se chercher ailleurs que
» dans les parties salines & ter-
» reuses de la cendre, aidées par
» la chaleur.

» La surface du corps est cri-
» blée d'une infinité de tuyaux
» prespiratoires, de filieres, de
» pores absorbans ; chacun de ces
» tuyaux, ou la plupart, offroit
» son orifice aux molécules de
» la cendre saline ; les particules
» dissoutes par l'eau, dont tout le
» corps étoit pénétré, au moins
» à l'extérieur, se mêloient avec

» chaque petite colonne, engor-
» geant les orifices des vaisseaux,
» la dissolvoient , & rendoient
» ainsi , par leur action dissolvan-
» te & irritante, le libre exerci-
» ce aux fibres vasculaires qui ne
» pouvoient exercer l'oscillation
» vitale : ce mouvement , il est
» vrai , étoit foible dans chaque
» tuyau séparément; mais, com-
» me il se faisoit dans tous à la
» fois & dans toute la surface
» du corps, & qu'il pénétroit de
» proche en proche jusqu'au cen-
» tre , il occasionna l'écoulement
» des eaux par les urines ».

Cette derniere Observation est
très-intéressante, tant par la sim-
plicité du moyen dont s'est servi
M. Dumoulin pour ranimer cette
fille , que par la promptitude de

son succès. Nul autre moyen
connu & constaté n'a produit un
effet si prompt que celui de cet
habile Praticien ; aussi de tous les
secours indiqués par les Auteurs
qui ont travaillé sur cette matie-
re , aucun n'a plus fixé mon attention que celui de M. Dumoulin : quoique je me sois fixé à
celui-ci de préférence aux autres , je ne les rejette pas pour
cela ; souvent ils peuvent servir
dé moyens secondaires pour accé-
lérer l'action , ou pour mieux
dire l'effet des cendres chaudes.
Je dois à ces divers moyens d'a-
voir rappellé très - promptement
à la vie les deux personnes qui
font le sujet des Observations
suivantes.

Observation d'un Enfant étouffé qui a été rappellé à la vie.

Une Nourrice eut le malheur d'étouffer dans son lit son nourrisson. Je traitois cette femme depuis quelques temps pour une maladie des yeux ; désespérée du funeste accident qui venoit de lui arriver, elle me fait appeller à son secours ; son mari accourt, me raconte leur triste situation ; il n'y avoit pas un instant à perdre, vu que cet homme ne pouvoit m'apprendre depuis quel temps cet enfant avoit péri : J'arrive, je trouve la petite victime dans son berceau, sans aucun signe de vie, nulle pulsation dans les artères, point de respiration, le visage livide, les yeux ouverts

& ternes, le nez plein de morve, la bouche béante ; enfin il
étoit presque froid. Tandis qu'on
se hâtoit de chauffer des linges
d'une part & des cendres de l'autre (a), je le fis démailloter &
le plaçai dans un lit très-chaud,
& sur le côté ; on le frictionna
par-tout le corps avec du linge
très-fin, de crainte d'écorcher sa
peau tendre & délicate : dès que
les cendres furent prêtes, je l'enterrai dedans excepté le visage,
& le plaçai sur le côté opposé

____

(a) La chaleur des cendres doit être tempérée,
c'est-à-dire un peu tiéde ; faites attention que
trop de chaleur seroit très-nuisible, & s'opposeroit à l'effet qu'on a lieu d'attendre. C'est par
la même raison qu'il est dangereux d'exposer
près du feu les Noyés, & ceux qui ont été suffoqués, &c.

où je l'avois mis d'abord, & on le couvrit d'une couverture de laine. Je m'étois muni d'un flacon d'eau de Luce, je lui en préfentai au nez de temps en temps, & dans les intervalles on lui fouffloit dans les narines quelques gorgées de fumée de tabac : à ces moyens on faifoit fuccéder celui de fouffler dans fa bouche en lui ferrant le nez. La chaleur fe ranima peu à peu, bientôt les pulfations de l'artère temporal fe firent fentir, la refpiration devint toujours plus fréquente & plus libre, les yeux fe fermerent & s'ouvrirent alternativement. L'enfant finit par jetter des cris en cherchant le mammelon, on le lui donna, il le prit avec avidité, & téta comme s'il ne lui fût arrivé aucun

aucun accident , moins de demi-
heure de soins furent suffisans
pour rappeller à la vie ce pauvre
innocent. Quoique les pulsations
des artères fussent très-bien réta-
blies, & que le temps fût chaud,
je laissai encore , pendant trois
quarts d'heure , sous les cendres
le petit malade, on l'emmaillota
ensuite; un sommeil doux y suc-
céda , il ne survint aucun accident , l'enfant est encore plein
de vie & de vigueur.

Il me seroit difficile de dépein-
dre le défespoir dans lequel étoit
cette Nourrice lorsque j'arrivai
chez elle, encore moins de pouvoir décrire l'excès de joie dans
lequel elle se livra , lorsqu'elle
vit son nourriçon rappellé à la
vie. Que les larmes qu'elle ver-

E

foit dans ce moment étoient dé-
licieufes ! elles fuccédoient à des
larmes d'amertume & de dou-
leur.

Combien d'enfants étouffés, &
bien d'autres perfonnes, auroient pu par ce moyen être con-
fervés à l'Etat & à leur famille?
Et malheureufement ce ne font
pas les feules dont la Société eft
privée : l'exemple fuivant en eft
une preuve.

Obfervation d'un Pendu rappellé à la vie.

Un jeune homme éperduement
amoureux, & défefpéré de l'infi-
délité de fa maîtreffe, attenta à
fa vie. Il fe pendit dans fa chambre ; une chaife, fur laquelle il
étoit monté pour s'accrocher, &

qu'il culbuta ensuite avec ses pieds, fit assez de bruit pour être entendu de l'étage au-dessous. La mere inquiete de ce bruit, appelle à différente fois son fils, mais inutilement ; elle monte, frappe à la porte qu'elle trouve fermée la clef en - dedans , elle fait des efforts pour l'ouvrir ; enfin elle fait si bien qu'elle l'enfonce. Quel spectacle se présente aux yeux d'une mere , son fils pendu & sans vie ! Munie d'un couteau, elle soutient d'un côté le corps du malheureux , tandis que de l'autre main elle coupe la corde, & porte tout de suite ce désespéré dans son lit ; elle s'empresse de lui ôter le reste de la fatale corde , & fait tous ses efforts pour le rappeller à la vie en lui préfentant au nez des eaux fpiritueufes; tous ces fecours deviennent inutiles : heureufement qu'un ami de la maifon arrive. Il ne fut pas plutôt mis dans la confidence de l'événement finiftre qui venoit d'arriver , qu'il vint me chercher (*a*). Dès que nous fûmes arrivés, mon premier foin fut d'indiquer les frictions avec des linges chauds , humectés d'eau-de-vie tiede; on deshabilla promptement l'objet de nos foins, on le plaça fur le côté, & bientôt tout le corps fut couvert de linges en mouvement qui le frot-

---

(*a*) Je ne m'occupe pas à décrire dans quel état eft un Pendu , fa figure hideufe n'eft que trop connue, fans qu'il foit befoin de la rappeller ici.

toient de toutes parts , tandis
qu'on s'occupoit d'un autre côté
à faire chauffer des cendres dans
des chaudieres , & des pierres
dans le feu pour mettre aux pieds
du jeune homme , on mit en
ufage la fumée de tabac qu'on
dirigea dans le fondement & dans
les narines ; on lui préfenta au
nez , de temps en temps , de
l'alkali volatil : plus d'un quart-
d'heure s'écoula fans voir naître
la moindre lueur d'efpérance ; ce
fut alors qu'on l'enterra dans les
cendres, mais auparavant on lui
donna un lavement fait avec une
décoction de feuilles de tabac ;
on continua les fumigations par
le nez, & de lui fouffler de temps
en temps dans la bouche en lui
pinçant le nez. Cette opération

E iij

étoit la plus difficile à faire à cause de l'avancement de sa langue qui revenoit en avant dès qu'on cessoit de la contenir. Néanmoins notre constance au travail fut suivie d'un plein succès. La chaleur se rétablit, les pulsations des artères temporales se firent sentir, trente-cinq minutes après l'usage des cendres, le visage devint moins livide, la langue moins avancée; la respiration ne fut pas plutôt rétablie que je saignai le malade du bras droit, je lui répétai la saignée demi-heure après; dès-lors il reprit l'usage de ses sens, il prononça d'abord des mots mal articulés, mais un vomissement abondant, qui lui survint, dégagea l'organe de la parole, & la tête, dont il se plai-

gnoit beaucoup avant cette évacuation.

Cependant, quoiqu'il fût dans
un affez bon état, je lui confeil-
lai de refter fous les cendres
pendant trois heures ; il y tranf-
pira beaucoup & urina peu : on
lui fit avaler d'abord quelques
cuillerées de vin d'Alicante, mais
quand le pouls fut fort & vigou-
reux , il ne fut nourri qu'avec
des bouillons légers, qu'on continua pendant trois jours. On lui
guérit la contufion qu'avoit produit le ferrement de la corde ,
par le moyen des compreffes trem-
pées dans de l'eau-de-vie cam-
phrée. Enfin nous apprimes de
lui le fujet de fon défefpoir , &
le repentir qu'il avoit d'avoir at-
tenté à fa vie. Sa fanté s'eft ré-

tablie peu à peu , mais il a res-
senti long-temps une lassitude &
des douleurs de tête , accompa-
gnés de tintemens d'oreilles, qui
n'ont été dissipés que par l'usage
répété des purgatifs, & d'un bon
régime.

Que de jeunes foux qui ont
suivi l'horrible exemple du sujet
de cette observation, eussent peut-
être été guéris de leur fureur si
on les eût rappellés à la vie !
Sans doute qu'ils en auroient
senti tout le prix après une telle
catastrophe ; mais quel qu'eût été
leur retour vers la vertu ou vers
le vice, il n'eût pas moins été
utile à la Société d'apprendre de
leur bouche quel étoit l'auteur qui
avoit cherché à les détruire : la
Justice alors auroit pu diriger

son glaive sur le coupable , & auroit évité de faire couler le sang de l'innocent. Nous n'avons que trop d'exemples, de pareilles méprises. Que l'humanité seroit heureuse si c'étoit la derniere !

Les observations que nous venons de rapporter prouvent évidemment la possibilité de rappeller à la vie non-seulement les noyés; mais encore les personnes étouffées & les pendus. Ce qui doit nous faire concevoir des espérances flatteuses sur les succès des secours à administrer aux personnes frappées de mort subite, ou par tout autre accident.

Il n'est pas douteux qu'il n'y ait bien des maladies mortelles , mais il en est aussi qui ne le font pas. Qu'une personne, par exem-

ple, foit malade par quelle caufe que ce foit, fans qu'il y ait
de putridité dans les humeurs, ni
d'altération dans les vifcères; affoiblie par des excès, car il en
eft de plus d'une efpèce, exté-
nuée par le dégoût qu'elle a à
prendre de la nourriture, ou par
fon obftination à en ufer, qu'il
lui furvienne une fyncope, fans
que fa garde s'en apperçoive;
l'action vitale étant trop affoiblie
chez elle, qu'en réfultera-t-il fi
elle n'eft fecourue promptement?
L'organe de la refpiration ceffera
de faire fes fonctions, la circulation n'aura plus lieu, & la chaleur naturelle ne tardera pas à
s'éteindre. Il en fera de même
chez ceux qui ont une maladie
inflammatoire : car, pour répri-

mer la phlogose & la fievre, on aura de nécessité, recours à des saignées répétées, à une diete sévère, moyens qui, trop long-temps continués, diminuent les forces, & produisent un état d'atonie par la dissipation du fluide électrique, & des sucs nutritifs.

Si une défaillance survient, elle peut produire ici le même effet, que dans l'exemple précédent ; on jugera à la simple inspection que l'une & l'autre personne sont expirées, on se disposera à les ensevelir, au lieu d'employer les secours qui peuvent être efficaces pour les ranimer. On ne peut douter, que si on eût négligé de les pratiquer sur ceux qui font le sujet des Observations précéden-tes, que la putréfaction ne se fût bientôt emparée de leurs corps, tandis qu'on les a retirés du tombeau.

Je n'admets que deux causes générales qui peuvent nous priver de la vie. La premiere, la perversion ou putridité totale des humeurs. La seconde, la destruction de quelque viscere ou organe principal, ou bien une grande léfion dans ces parties, enfin l'embarras où elles peuvent être par quelle cause que ce soit. Je conclus de-là, que toutes les fois qu'une de ces causes n'a pas lieu, il est possible de faire respirer de nouveau un homme qui a perdu le jeu des organes de sa respiration.

Or, on conçoit d'après ce principe : principe que je me réserve de démontrer dans le Mémoire dont cet Opuscule n'eſt que le précis. On conçoit, dis-je, qu'on a eu grand tort d'enſévelir bien des gens, les uns qui avoient été frappés de mort ſubite, les autres étouffés , ceux - là noyés , &c. d'autant plus que leur corps étoit très-ſain & jouiſſoit avant leur accident de la meilleure ſanté.

Je puis donc dire hautement, & ſans crainte d'être démenti , que le trop de précipitation a été funeſte à ces infortunés ; ſi quelqu'un en doute encore, qu'il ſe rappelle les faits que j'ai rapportés ci-deſſus , auxquels j'aurois pu en ajouter une foule d'autres qu'ont publiés des Auteurs célèbres ; je me ſuis réduit à ceux-ci, parce qu'ils ſont ſuffiſans pour

étayer mon opinion. Que de témoins vivans déposent en sa faveur ! en faut-il davantage pour
convaincre les incrédules?

Il s'agit maintenant d'exami-
ner s'il ne seroit pas possible de
calculer à-peu-près la valeur du
temps qui s'est écoulé, depuis le
moment qu'une personne qui a
été frappée de mort subite pendant la nuit, a cessé de respirer,
à celui du moment où on l'a trou-
vé sans signe de vie. Si on peut
y parvenir, on pourroit alors
mieux indiquer le degré d'activité nécessaire qu'il faut employer
pour la ranimer.

Il faudroit pour cela avoir des
tables très-exactes, dans lesquelles
on trouveroit tous les degrés de
chaleur par lesquels passe un hom-

nie du moment de sa mort jusqu'au plus bas degré de refroidiffement. Le lieu le plus convenable pour ces sortes d'expériences & dreffer ces tables, sont les
Hôpitaux ; on y réuffira en faifant
usage d'un bon Thermomètre de
Réaumur, qu'on appliquera fur
le côté gauche dès l'instant de la
mort, marquer ensuite de demi-
heure en demi-heure les degrés
de diminution de chaleur, & con-
tinuer ainsi jusques au plus bas
degré de refroidiffement ; répéter
cette expérience, la combiner de
toutes les manieres, la faire fur
des sujets de tout âge, de tout sexe
& en différentes faifons ; marquer
l'état du ciel & de la tempéra-
ture de l'air. Enfin préférer des
sujets les moins exténués, & avoir

attention de les laisser sous leurs couvertures.

Quoique cette maniere de connoître le temps qu'un homme est dans son état d'anéantissement puisse avoir son avantage, à la rigueur on peut s'en passer. L'exemple du noyé dont parle Pechlini, qui avoit été seize heures sous l'eau & qu'on rappella à la vie, est trop frappant pour ne nous pas faire concevoir les plus heureuses espérances de pouvoir secourir un homme mort subitement.

Le temps pour le sommeil est réglé en général chez les hommes d'environ huit heures, ainsi cet homme ne pourra jamais être aussi froid ni son sang aussi condensé, que devoit l'être celui du

sujet

sujet dont parle cet Auteur ; si celui-ci a pu être rappellé à la vie, malgré qu'il se fût écoulé seize heures de submersion, à plus forte raison celui qui a péri dans son lit peut être ranimé.

Que le degré de froideur d'un homme en cet état, ne soit point un prétexte pour ne pas le secourir. Si un corps compacte, massif, & si peu élastique qu'est le marbre , est susceptible d'être échauffé par le frottement, combien à plus forte raison ne doit-on pas attendre d'un pareil expédient sur le corps humain ; celui-ci est bien plus électrique que cette pierre, par conséquent plus facile d'y rappeller sa chaleur naturelle. L'espérance du succès doit augmenter notre activité & notre

F

perfévérance. Ne perdons pas de vue qu'il y a eu des noyés qui n'ont donné figne de vie qu'après cinq ou fix heures de travail ; n'eft-on pas bien dédommagé de fes peines par la douce fatisfaction d'avoir pu renouer en quelque forte le fil de la vie d'un homme, que les cifeaux de la Parque avoit prefque coupé.

Je ne puis cependant difconvenir qu'il exifte bien des caufes de mort fubite, qui mettront un obftacle invincible au fuccès des fecours qu'on pourra donner aux perfonnes qui en feront atteintes. Par exemple, celles qui auront un polipe dans le cœur, ou tout autre caufe mortelle. Mais alors cette mort fubite aura été précé-dée d'un mal-aife, de palpita-

tions , &c. qu'éprouvent ceux qui
en font affectés ; par conféquent
ces fortes de maladies fe mani-
feftent par des fymptômes auxquels on ne peut fe méprendre.
Mais auffi combien de morts fu-
bites caufées par des indigeftions,
par des fyncopes , par la gêne des
organes de la refpiration à la fuite
d'une frayeur , ou d'un rêve fati-
gant & hörrible , & de tant d'autres caufes qui ne font pas mortelles , mais qui le deviennent par
la négligence à fecourir les perfonnes qui fe trouvent dans une
fi trifte fituation? Si les morts fu-
bites font fi fréquentes , fi elles
frappent tant de perfonnes , qui
avant de fe coucher jouiffoient d'u-
ne bonne fanté,ne les attribuez qu'à
des fimples effets qui ont produit

un très-grand malheur, mais qui n'est pas irréparable ; tout dépend de vos soins, & de votre vigilance.

D'après cet exposé, & l'analogie qu'ont la plûpart des morts subites avec les suffocations, la submersion, &c. on doit sentir, mais un peu tard à la vérité, qu'en rappellant à la vie un noyé, on auroit dû porter les mêmes soins sur ceux qui avoient péri par des causes à-peu-près semblables. De cette découverte à l'autre il n'y avoit qu'un pas à faire. Pourquoi avoir tant tardé à le franchir ?

Tout prouve que l'échelle des vérités exige que, pour parvenir au sommet, on parcoure tous les échelons dont elle est formée. C'est ce qui retarde les progrès des Sciences & des Arts. Mais telle est la gradation que la nature s'est plû à prescrire à l'esprit humain, à laquelle il est assujetti, & qu'il ne peut franchir sans s'exposer à s'éloigner & manquer d'atteindre son but.

Avant que de finir cet Opuscule, je vais mettre sous les yeux du Lecteur quelques traits historiques relatifs à notre objet, qui feront connoître les ressources de la nature & notre négligence à la seconder.

Observations sur deux Personnes qu'on a cru mortes, qui ont joui d'une bonne santé plusieurs années après cet évènement.

M. Gayot de Pitaval, rapporte dans son huitieme volume des Causes célebres, deux faits trèsintéreffans. Dans l'un, il y eft queftion d'une Dame qui fut enterrée vivante, qu'on retira heureufement du tombeau.

Dans l'autre, d'une Demoifelle qui donna des figues de vie lorfqu'on la portoit au Cimetiere.

Le premier exemple eft frappant par deux principales circonftances. La premiere, par l'efpace de trente-fix heures qui s'étoient écoulées depuis l'inftant où cette Dame étoit tombée en léthargie, à celui où elle a été fecouruc. La feconde, qu'elle ait pu revenir à la vie après avoir été enterrée pendant plus de douze heures. Cela prouve que la nature feconde aifément notre activité & nos foins. Il ne dépend donc que de nous de profiter

des reſſources qu'elle nous of-
fre.

*Obſervation ſur une Demoiſelle
qui donna des ſignes de vie dans
le moment qu'on alloit l'enterrer.*

On a vu à Verſailles en 1732,
un fait à-peu-près ſemblable à celui de la fille dont parle M. Gayot
de Pitaval. Une Demoiſelle âgée
d'environ dix-huit ans, eut après
une maladie de quelques jours,
une léthargie qui ſuſpendit toutes
ſes facultés vitales. Les parens
perſuadés qu'elle étoit morte, firent préparer ſon cercueil. Par
l'inattention du Menuiſier la biere
ſe trouva trop courte. Néanmoins
on y plaça la jeune fille en preſ-
ſant vivement ſon corps de tou-

tes parts ; enfin on finit par la clouer dedans. Les vingt-quatre heures de son prétendu décès ne furent pas plutôt révolues que les Prêtres arrivent ; le Convoi se met en marche, des personnes du même sexe & à-peu-près du même âge que celle qui étoit dans le cercueil, portent le corps.

Elles s'apperçoivent d'un mouvement de la biere ; effrayées, elles la jettent à terre & prennent la fuite. La foule des Curieux augmente ; on ouvre le cercueil, d'où l'on retire cette Demoiselle qui respiroit encore ; on la porta chez ses parens ; elle fut bientôt rétablie, & a vécu en bonne santé plusieurs années après cet événement.

※

Observation sur un Religieux enterré vivant.

On mande tout récemment de Clermont en Auvergne , un fait qui mérite de trouver place dans ce précis.

Un Minime qu'on crut mort à la suite d'une maladie, fut enterré vingt-quatre heures après.

Heureusement pour lui, que des ames pieuses vinrent faire leurs prieres dans cette Eglise. Des gémissemens, des soupirs , des cris plaintifs se font entendre : on ne se douta pas d'abord d'où ils pouvoient venir ; ce ne fut qu'après bien des poursuites & d'attentions à écouter, qu'on s'apperçut que la voix sortoit du souterrain.

On avertit les Religieux , qui

s'empreflerent d'ouvrir le caveau, dans lequel ils trouverent leur Confrere debout & plein de vie; on le tranfporta fur le champ dans le lieu convenable à fon état.

Obfervation fur un Cardinal diffequé vivant.

Rappellerons-nous içi la trifte fin du Cardinal de Spinofa? malade depuis quelques-temps à la fuite de bien des chagrins. Il tombe en fyncope; on le croit mort, on s'empreffe de l'ouvrir pour l'embaumer. Les poumons étoient à peine découverts qu'on s'apperçoit que fon cœur palpite, & cet infortuné revenu à lui, eut affez de force pour porter la main jufques fur le fcalpel du Chirurgien qui le difféquoit, pour le

repousser ; mais il n'étoit plus
temps, le coup mortel étoit porté.
Voilà le funeste effet de la précipitation, du peu de vigilance &
de l'ignorance où étoit la Chirurgie sous le règne de Philippe II.
Le célèbre Vesale , tout savant
qu'il étoit, tomba dans une semblable méprise.

Que d'exemples de pareille nature n'aurois-je pas à rapporter
s'il en étoit besoin : je me borne
à ceux-ci ; car de tous côtés on en
entend raconter qui font frémir
l'humanité ; malgré cela , on ne
cherche pas à y remédier. Il seroit temps d'y mettre ordre ; chaque homme est trop précieux à
l'Etat, pour qu'on les sacrifie de
la sorte , & c'est les sacrifier que
de ne pas les secourir.

Pour hâter cette heureuse révolution, il faudroit distribuer dans toutes les Paroisses des instructions sur les moyens à employer pour rappeller à la vie ceux qui en sont susceptibles. Empêcher qu'on n'enterre personne avant deux fois vingt-quatre heures révolues, & qu'auparavant on fasse usage des moyens qu'on aura indiqués.

Pour rendre ces instructions salutaires, il faudroit que l'expérience eût confirmé les différens moyens à employer. On ne peut constater leur efficacité, que d'autant qu'on les aura éprouvées à différentes fois. Le moyen d'y parvenir, seroit que le Gouvernement donnât des ordres pour qu'on fît ces sortes d'épreuves sur

des criminels condamnés à la mort;
c'est sur eux que de pareilles tentatives doivent se faire. Ce ne seroit
pas la premiere fois qu'on auroit
fait des Expériences sur de pareilles
gens : ils sont trop heureux d'évi-
ter par-là une mort certaine, tandis qu'ils ont l'espérance d'en revenir & d'obtenir leur grâce.

Pour remplir l'objet de ces Expériences , il faudroit les faire par
la vapeur du charbon , du soufre,
des exhalaisons putrides ; par
l'Expérience de Leide ou forte
commotion électrique , & autres
causes qui sont ou paroissent être
susceptibles de secours.

Voilà le seul moyen d'avoir
promptement un Corps de Doc-
trine sur ce sujet ; alors on con-
noîtroit la quantité des possibles ,

& la nature des moyens à employer dans tel ou tel cas, de préférence à d'autres moins efficaces.

Au reste, en tout ceci, je n'ai d'autres vues que le bien de l'humanité, & d'empêcher qu'une mort anticipée ne nous enleve annuellement une foule de Citoyens utiles, dont la perte est irréparable. Je m'estimerai heureux si mes souhaits sont exaucés, & si des plumes plus savantes que la mienne tracent le sentier que je n'ai fait qu'indiquer ; leur travail & leurs veilles sont infiniment plus précieuses à la Patrie, que celles d'un sujet qui n'a que la bonne volonté de la servir.

F I N.